AF319931

DES

ABCÈS LYMPHANGITIQUES

CHANCREUX

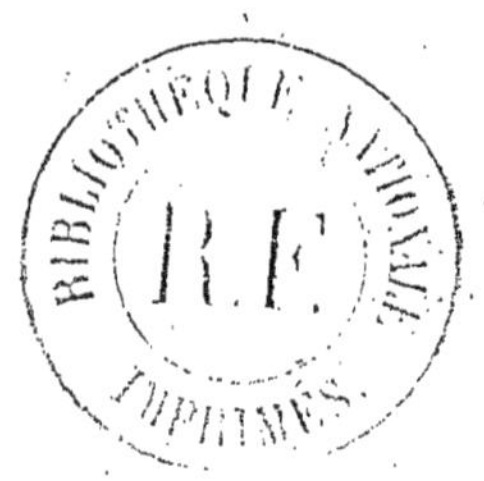

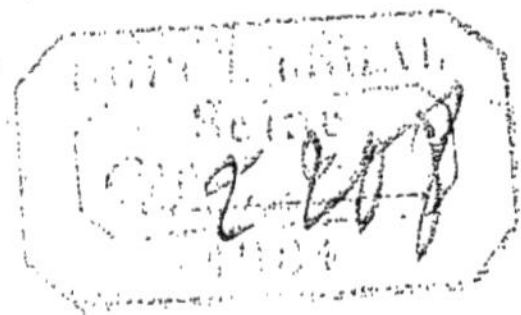

PAR

Joseph VERDIER

Docteur en médecine de la Faculté de Paris.

PARIS

A. PARENT, IMPRIMEUR DE LA FACULTÉ DE MÉDECINE

A. DAVY, successeur

52, RUE MADAME ET RUE MONSIEUR-LE-PRINCE, 14

1884

A LA MÉMOIRE DE MA MÈRE

A MON PÈRE

Faible témoignage de reconnaissance.

A MES FRÈRES

A MES PARENTS

A MES AMIS

cas intéressants à l'hôpital du Midi, dans le service de M. le Dr Simonet (mars-juin 1882), et l'idée nous est venue de faire de l'étude de nos observations le sujet de notre thèse inaugurale.

Puissent les efforts que nous avons faits pour mener à bien notre travail nous concilier la bienveillance de nos juges.

M. le professeur Fournier nous a fait l'honneur d'accepter la présidence de notre thèse ; nous le prions de vouloir bien recevoir l'hommage de toute notre gratitude.

La division de notre travail est fort simple. Après avoir rapporté les observations qui en font la base, nous aborderons, d'après leur étude, la symptomatologie, la marche et la terminaison des abcès lymphangitiques chancreux.

Dans un troisième et dernier paragraphe, nous essayerons une étude courte et rapide de ces abcès au point de vue anatomique et pathogénique.

Nous terminerons en exposant nos conclusions.

OBSERVATIONS.

OBSERVATION I. (Personnelle).

Chancres simples du limbe. Abcès lymphangitiques.
Inoculation positive.

Le nommé Gcm... (Johannes), âgé de 33 ans, entre, le 22 mai 1882, à l'hôpital du Midi, dans le service du Dr Simonet, salle 2, lit n° 24.

Antécédents. — Le malade a eu, en 1870, une chaudepisse qui a duré six mois, et qui a guéri sans intervention médicale.

Au mois de décembre 1881, il eut, sur le gland, plusieurs chancres mous, qui, pansés à l'iodoforme, cicatrisèrent en quatre jours. A la même époque, nouvelle chaudepisse. Le malade n'a jamais eu la syphilis.

Il y a douze jours, il a vu apparaître, sur le limbe, trois jours après un coït suspect, deux petites ulcérations dont l'étendue s'est rapidement accrue. L'une, plus petite, est située à l'extrémité du limbe; les bords sont réguliers, arrondis, taillés à pic; le fond, irrégulier, grisâtre, sécrète un pus très abondant; sa base n'est pas indurée. L'autre, plus grande, située un peu au-dessus de la première, très irrégulière, présente les mêmes caractères. Ce sont deux chancres mous. Il se déclare, en même temps, du phimosis. Quatre jours après l'apparition des chancres, le malade aperçoit, près de la racine de la verge, un bouton peu élevé duquel partent des cordons durs. Sur la face dorsale de la verge, le peau était rouge et douloureuse. Le bouton, sans augmenter beaucoup de volume, s'est ramolli, et, la veille de l'entrée du malade, c'est-à-dire le 21 du mois, il s'est ouvert spontanément, laissant couler une assez notable quantité de pus. En même temps apparaît également, à la racine de la verge, près du pubis, une nouvelle élevure, et le malade se décide à entrer à l'hôpital.

22 mai. Le matin de son entrée, on constate, sur le limbe, la présence des deux chancres mous et du phimosis, avec une rougeur diffuse de toute la verge. A l'union des faces dorsale et latérale gauche de la verge, on voit une troisième ulcération, de forme à peu près triangulaire, à bords décollés, à fond grisâtre, sécrétant un pus abondant. A la racine de l'organe, très près du pubis et un peu déjetée sur la gauche, on remarque une petite tumeur rougeâtre, du volume d'une lentille, entourée d'une petite zone inflammatoire. Ce bouton est relié à l'ulcération de la face dorsale de la verge par des traînées rougeâtres et des cordons indurés et flexueux. Cataplasmes, pansement à l'iodoforme des chancres et de l'ulcération dorsale.

Le 23. Le malade a beaucoup souffert toute la nuit ; le bouton de la racine de la verge a considérablement augmenté de volume, et présente la grosseur d'une petite noisette. La fluctuation est manifeste. On ouvre avec le bistouri ; il sort du pus mélangé d'un peu de sang. On pratique avec le pus une inoculation sur l'abdomen. Même pansement que la veille.

Le 24. Le point inoculé est rougeâtre. On continue de panser à l'iodoforme les ulcérations.

Le 25. La rougeur a augmenté ; il s'est formé une petite croûte qu'on enlève, et, au-dessous, on aperçoit une petite ulcération à bords arrondis, taillés à pic, présentant, en un mot, tous les caractères d'un chancre mou. On cautérise le chancre inoculé avec l'oxyde de zinc. On continue l'iodoforme sur les autres ulcérations, et on fait appliquer des cataplasmes froids autour de la verge.

Le 27. Les ulcérations sont en bonne voie de cicatrisation. Leur fond se recouvre de bourgeons charnus.

Le 28. Le chancre inoculé est guéri.

5 juin. Le malade sort complètement guéri, et ne présentant plus que les cicatrices de ses chancres mous et de ses abcès lymphangitiques.

OBSERVATION II (Personnelle).

Chancre mou du fourreau. Abcès lymphangitiques. Pas d'inoculation.

Le nommé Chr... (David), maçon, âgé de 25 ans, entre, le 22 mars 1882, à l'hôpital du Midi, service du Dr Simonet, salle 1, lit n° 8.

Antécédents. — Il y a deux ans le malade contracta un chancre préputial, induré, qui s'accompagna de phimosis. La guérison se fit en trois semaines, mais l'induration persista pendant deux mois.

Un mois et demi après, le malade avait la roséole. Des plaques muqueuses apparurent à la gorge, à l'anus et sur les bourses.

Il y a vingt jours, trois jours après avoir passé la nuit avec une femme, il a constaté sur le fourreau l'apparition d'un petit bouton qui s'est ulcéré.

Au bout de deux jours est apparu dans l'aine gauche un bubon qui a augmenté rapidement de volume.

Enfin, huit jours après le début de l'ulcération primitive, le malade aperçoit sur la racine de la verge et à la face supérieure de cet organe une petite élevure qu'il compare à un clou. Le surlendemain deuxième élevure située à quelques centimètres plus haut et empiétant un peu sur la région pubienne. Les deux boutons se sont ouverts spontanément deux jours avant l'entrée du malade à l'hôpital.

Le 22 mars, jour de l'entrée du malade dans le service, on constate à l'extrémité de la verge, sur le fourreau et du côté gauche, une ulcération qui se présente avec tous les caractères du chancre mou.

A la racine de la verge et situées l'une au-dessus de l'autre siègent deux autres ulcérations que le malade dit lui-même être le résultat de l'ouverture des deux petits boutons dont il a parlé. Ces ulcérations sont analogues à la première ; leurs bords sont décollés, taillés à pic ; leur fond, d'aspect irrégulier et de couleur grisâtre, sécrète du pus. Des traînées rougeâtres, nettement dessinées sur la peau, relient ces ulcérations l'une à l'autre et au chancre du fourreau. Enfin dans l'aine gauche existe un bubon volumineux, dont on peut facilement percevoir la fluctuation et qu'on ouvre au bistouri. On traite toutes les ulcérations par des pansements à l'iodoforme et, le 10 avril, le malade sort de l'hôpital, complètement guéri.

Du 22 mars jusqu'au jour de sa sortie, il n'a rien présenté de particulier.

OBSERVATION III (due à l'obligeance de M. le Dr Lavergne).

Chancres mous sur une syphilitique. Abcès lymphangitique de la cuisse gauche. Inoculation.

La nommée Voyer (Marie), journalière, âgée de 22 ans, entre le 8 mars 1883, à l'hôpital de Lour-cine, salle Astruc, lit n° 29, service du docteur Hutinel.

Antécédents. — La malade a été réglée à 15 ans et, depuis, ses menstrues ont toujours été régulières. Elle a tout le temps eu des pertes blanches.

Il y a quatre mois, elle est venue une première fois dans la même salle pour un chancre à l'anus, qui fut pansé au vin aromatique.

Au bout d'un mois de traitement, la cicatrisation était complète et la malade sortait de l'hôpital.

Elle y rentre le 8 mars. Depuis quinze jours elle aurait, dit-elle, des boutons aux parties. L'examen des organes génitaux montre une tuméfaction considérable des glandes et des petites lèvres. A la base de la grande lèvre droite existe une large et profonde ulcération. D'autres ulcérations plus petites se voient entre la grande et la petite lèvre. On en voit encore autour de l'anus et l'une d'elles, plus grande, est située dans les plis de cet orifice. Toutes ces ulcérations présentent les caractères du chancre mou. On inocule le pus de l'ulcération anale. (L'observation du docteur Lavergne ne mentionne pas le niveau où l'on a pratiqué l'inoculation.)

Le 12. L'inoculation a été nettement positive. On cautérise les chancres avec le nitrate d'argent. La malade se plaint de dysphagie. L'examen de la gorge permet de constater sur les amygdales la présence de plaques muqueuses consécutives, selon toute probabilité, à l'infection du chancre observé il y a quatre mois. On les cautérise avec le nitrate d'argent.

Le 16. La malade se plaint de douleurs à la partie supérieure et interne de la cuisse gauche. L'examen de la région montre une petite tumeur dure et peu volumineuse, située au niveau du pli fessier. Autour de cette tumeur et suivant une direction vers les ulcérations anales la peau est rouge, tendue, luisante et douloureuse.

Le 17. La tumeur, sans avoir augmenté de volume, est devenue fluctuante.

Le 18. On ouvre la tumeur de la cuisse avec le bistouri. Il sort une quantité considérable de pus. On en recueille sur une lancette et on inocule à la partie supérieure et antérieure de la cuisse.

Le 19. Au niveau de la piqûre on observe déjà de la rougeur. L'abcès de la cuisse a revêtu un aspect chancreux ; ses bords sont irréguliers, décollés, et le fond laisse suinter du pus. On panse avec de la charpie enduite de pommade à l'acide pyrogallique.

Le 20. La rougeur au point inoculé s'est étendue. Il s'est formé une croûte qu'on enlève. Au-dessous on voit une ulcération circulaire à bords taillés à pic et avec tous les caractères des chancres simples. Cautérisation au crayon de nitrate d'argent.

Le 22. Nouvelle cautérisation avec le nitrate d'argent. Pansement de l'abcès avec la pommade à l'acide pyrogallique.

Rien de nouveau ne s'est produit les jours suivants et la malade est sortie guérie de l'hôpital.

Nous reproduisons *in extenso* trois observations empruntées au *Traité des maladies vénériennes* de M. Ricord, et qui nous paraissent intéressantes à plus d'un titre.

OBSERVATION IV.

Uréthrite blennorrhagique, ulcère primitif du méat urinaire, lymphite et adénite suppurées. Inoculation artificielle avec résultat.

Pic..., 25 ans, bitumier, entré le 24 septembre 1845, salle 2, lit n° 5.

Il y a trois mois et demi, ce malade fut affecté d'une blennorrhagie qui n'occasionna que fort peu de douleur. Pendant la période la plus aiguë de la maladie, les érections mêmes n'étaient pas douloureuses, et c'était seulement en urinant qu'il y avait

un peu de cuisson vers le méat urinaire. Dix à
douze jours après son apparition, l'écoulement que
l'urèthre fournissait en assez petite quantité était
blanc, et comparable à la sécrétion de la blennorrhée ; du reste, dès le début de la blennorrhée, Pic...
fut traité par les antiphlogistiques...., 25 sangsues
au périnée. On prescrivit deux pilules camphrées
chaque soir, des boissons rafraîchissantes et l'abs-
tinence de toute alimentation excitante. Quelques
jours plus tard, on fit usage de capsules de copahu
et de cubèbe à la dose de 25 par jour, et bientôt l'é-
coulement se tarit au point de n'offrir qu'un léger
suintement, se montrant plus ou moins marqué en
raison directe de l'irritation qui suivait les rela-
tions sexuelles que le malade se permettait assez
fréquemment. Cet état durait depuis un mois et
demi à peu près, lorsque, à la suite de quelques jours de débauche, sans que Pic... puisse pré-
ciser la date du coït infectant, l'écoulement parut
notablement accru, et quelques douleurs assez vives
se firent sentir au méat urinaire. Ces nouveaux
symptômes ont été remarqués depuis une dizaine de
jours. Presque en même temps les glandes ingui-
nales du côté droit devinrent sensibles et se tumé-
fièrent.

Enfin, sur le trajet d'un lymphatique au côté
droit de la verge, il se forma deux tumeurs qui
s'accrurent avec rapidité, en présentant tous les caractères des abcès très aigus. La tumeur qui se
montra la première avait son siège en arrière de la

base du gland ; elle offre aujourd'hui, sur son côté antérieur, une ulcération grisâtre, entamant d'une manière assez régulière l'épaisseur des téguments, et à travers le fond de laquelle le pus de l'abcès se vide en partie. La deuxième tumeur, voisine de la racine de la verge, est abcédée et la peau qui la recouvre paraît très amincie, mais ne présente pas d'ouverture.

La région inguinale droite est le siège d'une adénite superficielle circonscrite, très douloureuse et fluctuante ; elle s'est développée en même temps que la tumeur dont nous venons de parler, et sa marche a été semblable.

Le 25 septembre. A part les accidents que nous venons de décrire, en renversant le prépuce, on remarque une aréole rougeâtre qui se dessine autour du méat urinaire, dont il faut écarter les lèvres pour apercevoir une petite ulcération grisâtre qui occupe la commissure supérieure ; mais il est impossible de reconnaître à quelle profondeur elle s'étend, à cause de l'étroitesse des parties. En pressant sur l'urèthre d'arrière en avant, on amène une petite quantité de matière séro-purulente sanieuse.

Le pus recueilli au méat urinaire est inoculé sur la cuisse gauche à l'aide d'une seule piqûre. On dessine la partie malade.

Le 26. La portion de peau ulcérée qui recouvrait la tumeur voisine de la base du gland s'est détachée spontanément pendant la nuit, et le foyer purulent, mis à découvert, présente tous les caractères de l'ulcération virulente à la période de progrès.

On fait des ponctions multiples sur le bubon inguinal droit.

La lymphite suppurée de la racine de la verge est ouverte par une seule ponction.

On applique des cataplasmes.

On donne le quart de la portion d'aliments.

Le 29. L'inoculation du pus fourni par l'ulcération du méat urinaire a produit la pustule caractéristique de l'ulcère primitif. On détache l'épiderme soulevé par le pus et on trouve au-dessous la peau taillée perpendiculairement dans toute son épaisseur par une ulcération à fond grisâtre.

Les ouvertures pratiquées sur les foyers purulents se sont ulcérées et agrandies. Partout la peau est décollée. Les lèvres du méat urinaire sont écartées, et l'on cautérise avec le nitrate d'argent l'ulcération de la commissure supérieure.

On panse avec la pommade au calomel et à l'opium.

On donne la demi-portion d'aliments.

Le 30. L'ulcère de la cuisse, résultat de l'inoculation pratiquée le 25, est cicatrisé avec la pâte de Vienne.

Le 10 octobre. Quelques cautérisations avec le nitrate d'argent et des pansements au vin aromatique dont on a prescrit l'emploi depuis quatre jours ont amené une amélioration remarquable. Les foyers purulents se sont bien détergés et leur fond a pris un bon aspect; de nombreux bourgeons charnus roses ont percé la couche grisâtre qui s'étendait à la surface. Les portions de peau décollée ont contracté plusieurs points d'adhérence avec les tissus sous-jacents. Enfin, la suppuration est moins considérable et la nature du pus de meilleure qualité.

On n'aperçoit plus d'ulcération au méat urinaire, et l'urèthre ne fournit plus de pus. L'ulcération de la cuisse cautérisée par la pâte de Vienne s'est recouverte d'une croûte légèrement déprimée. On l'a dessinée dans cet état le 5 octobre. Aujourd'hui elle est desséchée et les tissus sous-jacents sont cicatrisés.

Même pansement, même régime.

Le 15. Les ulcérations présentent en plusieurs points les caractères de la période de réparation: on ne remarque pas de décollement.

Même pansement. On donne les trois quarts de la portion.

Le 20. Partout le fond des ulcérations est rose et de bonne nature; l'étendue de leur surface est diminuée de plus de moitié.

Même pansement, même régime.

Le 25. Tout est cicatrisé. Le malade sort de l'hôpital.

OBSERVATION V

Man...., âgé de 22 ans, entré le 2 décembre 1836. Salle 8, lit n° 5.

Verdier.

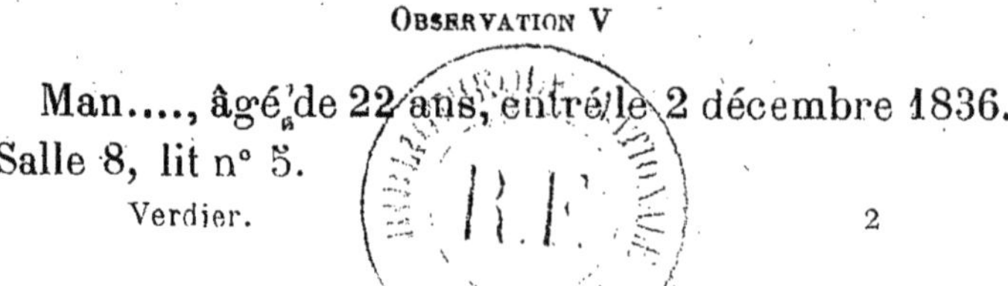

2

Il y a six semaines que le malade contracta des chancres de la couronne du gland ; la forme des ulcères est régulière, arrondie ; les bords et la base légèrement indurés. Pendant les premiers jours, il y a eu beaucoup d'irritation ; mais l'état inflammatoire a bientôt cédé au régime et à des lotions émollientes ; on n'a pas appliqué de traitement. Depuis huit jours, vers la racine de la verge à sa partie supérieure et droite, sur un lymphatique dont le trajet est marqué par une ligne rouge et un cordon induré, une petite tumeur s'est formée ; presque en même temps un bubon s'est développé dans l'aine droite.

Aujourd'hui la tumeur lymphatique a suppuré. Dans le bubon on ne peut encore reconnaître de fluctuation ; toutefois la marche est très aiguë, la tumeur a son siège dans les ganglions superficiels.

Le 6. La surface des ulcères offre quelques points à la période de réparation.

On ouvre l'abcès lymphatique, et on inocule le pus du premier jet par des piqûres à la cuisse droite ; le pus du fond du foyer n'est pas inoculé, parce qu'il est mêlé de beaucoup de sang.

On cautérise les chancres et l'on applique les pansements au vin aromatique ; sur le bubon on place des cataplasmes.

Le 7. Il n'y a pas de rougeur à la piqûre d'inoculation : on prend du pus du fond du foyer des bubons lymphatiques, et on le porte par une seule piqûre sur la cuisse gauche ; on applique le pansement au vin et on cautérise le foyer ouvert sur le trajet du lymphatique, car son aspect est tout à fait chancreux.

Le 10. L'inoculation faite le 6 à la cuisse droite n'a rien produit ; celle du 7 a donné la pustule caractéristique très développée : on la déchire et l'on inocule son pus à la cuisse droite par une piqûre.

Le 13. L'inoculation faite avec le pus de la pustule a donné un résultat positif : on détruit par la cautérisation cette dernière pustule ; le bubon a suppuré ; on l'ouvre et l'on inocule le pus du premier jet à la cuisse droite et le pus du fond à la cuisse gauche, au-dessus de la première inoculation ; les chancres du gland sont presque guéris, mais leur base est indurée.

Le 16. L'inoculation du pus superficiel du bubon de la cuisse droite n'a rien donné ; celle du pus profond de la cuisse gauche a produit la pustule caractéristique. Les bords de l'incision d'ouverture ont pris l'aspect chancreux.

Contre la tendance à l'induration, on ordonne une pilule de protoiodure de mercure et la tisane sudorifique.

Le 20. Les chancres de la verge sont grossis ; le lymphatique abcédé est à la période de réparation vicieuse ; il y a peu de tendance à la cicatrisation par suite de l'induration de la base de l'ulcère.

Le bubon et les inoculations de la cuisse gauche sont à la période du progrès ; on applique la cautérisation et le pansement au vin.

Le 30. Sous l'influence des pilules de protoiodure, les ulcères ont pris meilleur aspect ; leur fond paraît rose ; la suppuration est de bonne nature ; l'induration a diminué.

Les inoculations de la cuisse gauche ont amené du décollement : mais afin d'exciter à la cicatrisation et à la production de bourgeons charnus on les couvre d'un vésicatoire. Le bubon va mieux ; il n'est plus couvert d'une membrane grisâtre, le fond est rose et produit des bourgeons charnus. L'ulcération du vaisseau lymphatique a beaucoup diminué d'étendue, et sa base indurée se résout bien.

10 janvier. L'induration qui restait au siège des chancres primitifs du gland a disparu ; la plaie de la racine de la verge est fermée et laisse à peine un peu de dureté à la cicatrice ; presque toute la surface du bubon inguinal est à la période de réparation franche.

Les chancres de la cuisse sont cicatrisés ; il n'y a plus de base dure.

Le 25. Tout est guéri, et le malade sort de l'hôpital.

Pendant tout le traitement, le malade, d'un tempérament lymphatico-sanguin, n'a paru éprouver aucune altération dans l'état satisfaisant de sa santé, et ses fonctions ont toujours été très régulières.

OBSERVATION VI.

Maison..., âgé de 31 ans, entré le 2 août 1836.
Salle 7, n° 33.

La date du début d'un chancre du limbe du prépuce et du frein ne peut être précisée ; seulement
il y a une vingtaine de jours qu'un bubon s'est
montré à droite ; en même temps, un vaisseau lymphatique du dos de la verge, se dirigeant vers la
tumeur de l'aine, a marqué son trajet par de la
rougeur et un point dur, vers le milieu de la face
dorsale de l'organe. Il y a une dizaine de jours,
qu'après avoir découvert le gland, le malade n'a
pu ramener le prépuce, et un paraphimosis s'est
établi. Aujourd'hui, le chancre du frein est encore
à la période du progrès, ainsi que celui du limbe
du prépuce, qui s'est étendu en inoculant la division de la peau, opérée par la pression de la bride
du paraphimosis ; la muqueuse du prépuce ren-
versée forme un bourrelet dur, sur lequel on voit
quelques points ulcérés.

La petite tumeur lymphatique a suppuré et s'est
ouverte spontanément depuis hier ; le bubon est en
pleine suppuration au sommet.

3 août. On inocule le pus recueilli au bourrelet
du paraphimosis par une seule piqûre à la cuisse
droite.

L'ulcération ayant détruit la bride du paraphimosis, on se contente d'appliquer de la charpie

imbibée de vin aromatique : même pansement pour le chancre du frein ; on cautérise avec le nitrate d'argent.

Le 6. L'inoculation du 3 a produit une pustule caractéristique.

Le 8. On cautérise la pustule et l'on inocule le pus de l'ulcère, résultant de l'ouverture spontanée de la lymphite du dos de la verge, on ouvre le bubon, qui donne beaucoup de pus.

Le 9. On inocule le pus du bubon à la cuisse gauche.

Le 12. Les inoculations du 8 et du 9 ont réussi, et la pustule est belle ; la première, cautérisée et pansée au vin, est presque guérie : on cautérise les deux dernières.

Le bubon offre de l'induration à sa base : on le panse avec de l'onguent mercuriel et des cataplasmes.

Le 29. Le chancre du frein est guéri, celui du prépuce en voie de cicatrisation ; la surface du bubon offre quelques bourgeons charnus ; il y a bien moins d'engorgement à la base.

Sur la cuisse gauche, les pustules ont résisté à la cautérisation, on les panse au vin aromatique.

10 septembre. Le chancre du prépuce est presque guéri.

Même pansement au vin aromatique, avec addition de tannin.

Le 20. Le chancre du frein est cicatrisé ; les inoculations de la cuisse sont en bonne voie de réparation.

Le 30. La pustule de la cuisse est guérie ; le bubon est couvert de bourgeons charnus : on cautérise légèrement pour cicatriser.

3 octobre. Tout est guéri ; le malade sort.

SYMPTOMATOLOGIE.

Il nous semble facile de dégager, de l'étude des observations que nous venons de rapporter, la symptomatologie des abcès lymphangitiques chancreux.

Nous distinguerons deux ordres de symptômes : les uns se rapportant à la lymphangite qui précède et accompagne la formation des abcès, les autres se rapportant aux abcès eux-mêmes.

Lymphangite. — C'est ordinairement vers le huitième jour après le début du chancre mou, et en même temps que se développe l'adénite inguinale, que s'établit la lymphangite chancreuse. Ses symptômes ne diffèrent pas de ceux des autres lymphangites.

Ils se traduisent, à la vue, par la présence de trainées rouges, flexueuses, dirigées suivant le grand axe de la verge, et se dessinant avec plus ou moins de netteté sous les téguments. Dans certains cas, ce sont les plus nombreux, il n'existe qu'une seule traînée sur la face dorsale du pénis, il n'y a qu'un vaisseau atteint. Dans d'autres cas, la traînée rouge, plus large et plus diffuse, indique la multiplicité des vaisseaux envahis par l'inflammation. MM. les docteurs Le Dentu et Longuet, dans l'article : Système lymphatique, du Dictionnaire de médecine et de chirurgie pratiques, avancent que la rougeur de la lymphangite vénérienne affecte le plus souvent cette dernière forme. Nos observations, d'accord avec les données anatomiques, sembleraient démontrer le contraire.

Au toucher, on a la sensation, sous la peau, d'un ou de plusieurs cordons indurés, dirigés, comme la rougeur, parallèlement à l'axe de la verge, vers la racine de cet organe, et se prolongeant dans la direction des ganglions inguinaux droits ou gauches. Souvent, de même qu'il n'y a qu'une traînée rouge, il n'existe qu'un cordon situé sur la face dorsale de la verge, dans le sillon formé par l'adossement des corps caverneux. Il offre, en général, le volume d'une plume d'oie et présente, de distance en distance, des nodosités et des renflements plus ou moins considérables. Ces cordons sont constitués par la tuméfaction et l'induration des troncs lymphatiques de la verge.

Les phénomènes douloureux consistent en une douleur plus ou moins intense, spontanée ou provoquée par la pression, et s'irradiant, le long du vaisseau enflammé, pour gagner les aines et même la partie interne des cuisses.

Dans la plupart des observations que nous rapportons, la lymphangite chancrelleuse s'est accompagnée d'un œdème plus ou moins considérable. Dans deux cas, l'œdème limité au prépuce a donné naissance à du phimosis.

Abcès lymphangitiques. — Arrivée à cette période, la lymphangite peut affecter deux marches et deux terminaisons distinctes. Le plus souvent elle se termine par résolution. Dans d'autres cas, selon certaines conditions sur lesquelles nous aurons à revenir, l'inflammation marche vers la suppuration. Sur le trajet du lymphatique enflammé, le malade remarque une petite élevure qu'il prend pour un bouton, et qui augmente rapidement de volume. D'abord dure, la petite tumeur, en même temps qu'elle se développe, ne tarde pas à devenir molle et fluctuante, la peau s'amincit et laisse apprécier par transparence la nature purulente du contenu. Ainsi se trouve constitué l'abcès lymphangitique.

Le siège le plus habituel des abcès lymphangitiques est la face dorsale de la verge. Ils apparaissent avec ou sans adénite concomitante ; le bubon est signalé dans quatre des observations rapportées plus haut.

Le nombre des abcès varie. Tantôt il n'en existe qu'un ; souvent il y en a deux. Dans quelques cas on a pu en observer trois, rarement davantage. Les abcès lymphangitiques chancreux présentent un caractère spécial signalé par Rollet. Ils ne

prennent pas la forme accuminée des abcès ordi-
naires, mais plutôt celle d'une ampoule pleine de
pus. Ils ne tardent pas à s'ouvrir spontanément, à
moins que le chirurgien n'ait intervenu le premier et l'ouverture laisse écouler une quantité considérable de pus qui, au point de vue physique et à
l'examen microscopique, ne diffère pas du pus d'un
abcès phlegmoneux.

Que son ouverture soit spontanée ou traumati-
que, l'abcès lymphangitique chancreux n'a aucune
tendance à se cicatriser. Son orifice s'ulcère, s'élar-
git, se creuse, les bords de l'ulcération deviennent
irréguliers, se décollent; le fond, de couleur grisâtre, laisse suinter un pus abondant il se forme en
un mot un chancre nouveau dont la spécifité peut
être et a été en effet démontrée par l'inoculation.
Lorsque, ce qui n'est pas rare, il s'est formé plusieurs abcès, leur ouverture détermine la production d'une série de chancres échelonnés sur le dos
ou sur les faces latérales de la verge, suivant le
trajet des lymphatiques.

TRAITEMENT.

Nous avons peu de chose à dire sur le traitement
des abcès lymphangitiques chancreux. Il ne diffère
pas de celui du chancre simple lui-même.

Les cautérisations donnent d'excellents résultats.
Dans la plupart des cas, le nitrate d'argent suffira.

On peut employer, d'une manière générale tous les caustiques, pourvu que leur action soit assez profonde : la pâte de Vienne, la poudre de Rousselot, la pâte de Canquoin, la pâte carbo sulfurique autrefois très employée à l'hôpital du Midi, le fer rouge.

Dans les cas où l'on ne voudrait pas se servir des caustiques, on pourra recourir aux pansements avec diverses substances. Les topiques les plus usités sont l'iodoforme (obs. I et II), le vin aromatique (obs. V et VI), les pommades au calomel (obs. IV) et à l'acide pyrogallique (obs. III).

Le traitement peut varier d'ailleurs dans des limites assez étendues; on nous dispensera d'insister davantage.

ANATOMIE.

Les vaisseaux lymphatiques du pénis sont constitués par une multitude de tubes clos, indépendants, à paroi interne tapissée d'une couche épithéliale. Ces tubes forment par leurs nombreuses ramifications et leurs anastomoses deux réseaux : l'un superficiel, l'autre profond. Le premier comprend des tubes de petit calibre, disposés en mailles serrées au-dessous du corps muqueux de Malpighi. Le réseau profond est formé de mailles plus larges et est constitué par des tubes d'un diamètre plus considérable.

Les capillaires lymphatiques de la couche superficielle ne sont pas uniformément répandus dans toute l'étendue de la verge. Leur nombre est plus grand au niveau du gland et de la muqueuse préputiale. Sur la verge, les troncs, tantôt rectilignes, tantôt sinueux, sont très larges et présentent de nombreuses varicosités répondant à l'intervalle compris entre des valvules qui sont échelonnées de distance en distance à l'intérieur des vaisseaux. Les troncs les plus volumineux, suivent le trajet des artères et veines du pénis et sont situés, comme ces vaisseaux, dans le sillon limité sur la face dorsale de l'organe par l'adossement des deux corps caverneux.

DISCUSSION.

On distingue, depuis Velpeau, deux groupes de causes dans l'étiologie de la lymphangite. Dans le premier groupe se rangent les causes internes; le deuxième comprend toute la série des causes externes, les plus nombreuses, les plus faciles à constater, et les moins discutables. A leur tour, les causes externes peuvent se subdiviser, et Velpeau les rangeait sous les trois chefs suivants :

« 1° Propagation aux vaisseaux lymphatiques de
« l'inflammation des régions où ils prennent nais-
« sance ou qu'ils traversent, cette inflammation
« résultant d'ailleurs d'une plaie, d'un trau-
« matisme avec solution de continuité des tégu-
« ments.

« 2° Propagation de l'inflammation siégeant dans
« les points où passent les lymphatiques, sans
« qu'il y ait cependant plaie aux parties molles
« extérieures.

« 3° Pénétration dans les lymphatiques de ma-
« tières irritantes ou septiques douées, ou non de
« propriétés toxiques. »

Laissant de côté le deuxième chef, que quelques
auteurs refusent d'ailleurs d'admettre, nous
croyons qu'on peut réunir en un seul le premier et
le deuxième, la solution de continuité des légu-
ments étant la voie de pénétration de la matière
septique. En sorte que, dans le cas de lymphangite,
on devra se poser les deux questions : Y a-t-il solution de continuité des téguments ? Si oui, la
lymphangite est-elle le résultat de la pénétration
dans les vaisseaux de produits septiques ou bien
simplement le fait de la propagation de l'inflammation ? Cette unification nous semble d'autant
plus rationnelle qu'une même plaie peut, dans
certaines circonstances, donner naissance tantôt à
une lymphangite inflammatoire simple, tantôt à
une lymphangite virulente. C'est le cas, par exem-
ple, du chancre simple.

Il convient, en effet, de remarquer, avec M. Ricord, que l'ulcération du chancre simple « est à la
fois une cause d'irritation commune et une source
de virulence spécifique. » Dans le premier cas,
cette ulcération donne lieu à une lymphite simple
qui, le plus ordinairement, se termine par résolu-

tion ; dans le second cas, au contraire, la lymphite offre ce caractère spécial de marcher vers la suppuration. Si cette dernière a pu être observée dans quelques cas de lymphite simple, elle était le résultat d'une acuité exagérée du processus inflammatoire. Il existe dans tous les cas un moyen efficace de distinguer la véritable origine de la lymphite. Le pus de la lymphite simple donne une inoculation négative, l'inoculation est au contraire positive avec le pus de la lymphite virulente.

Le développement considérable du système lymphatique de la verge, et plus spécialement sur le gland et sur la muqueuse préputiale, explique la fréquence relative des lymphites consécutives aux ulcérations chancreuses. Sur 445 cas de chancre simple, ainsi qu'il résulte d'un tableau de M. le professeur Fournier, 347 fois l'ulcération siégeait sur la muqueuse du gland et du prépuce. Ces parties sont à la fois les plus fines et les plus exposées aux déchirures et, comme nous l'avons vu, celles où le réseau lymphatique est le plus riche. Dans les 347 cas de M. le professeur Fournier et dans le petit nombre de ceux que nous avons observés nous-mêmes, le chancre se trouvait donc dans d'excellentes conditions pour provoquer, du côté du système lymphatique, la complication qui fait l'objet de notre travail. Cette complication n'est d'ailleurs pas fatale, et les cas de chancre simple qui évoluent sans lui donner naissance sont de beaucoup les plus nombreux. Sur un ensemble de 271 cas, M. Ricord ne fait figurer que 11 cas de lymphite et sur ces 11 cas, cinq fois seulement l'angioleucite du dos de la verge ne s'est pas terminée par résolution.

Les conditions étiologiques qui favorisent ou déterminent la suppuration et qui expliquent pourquoi, simple et résolutive dans beaucoup de cas, la lymphite devient purulente dans certains autres, ne nous semblent pas pouvoir être nettement précisées ; du moins nous ne voyons dans nos observations rien qui puisse nous permettre de les déterminer. Il est vrai que deux fois les sujets sur lesquels on a observé les abcès lymphangitiques accusaient la vérole dans leurs antécédents, mais il est difficile de voir là autre chose qu'une coïncidence. Il serait peut-être téméraire de songer que dans ces deux cas, une lymphopathie syphilitique antérieure aurait produit du côté des vaisseaux des altérations chroniques capables de diminuer leur résistance et de devenir par le fait une cause prédisposante. Ces mêmes considérations s'appliquent aux deux cas où les malades avaient eu précédemment la blennorrhagie.

Quant à la condition pathogénique de production des abcès lymphangitiques, elle consiste dans l'introduction et dans la migration à l'intérieur des vaisseaux lymphatiques du principe virulent du chancre mou. On a pu, en effet, dans certains cas, s'assurer avec le stylet que d'une part ces abcès communiquaient entre eux, et d'autre part, qu'ils s'abouchaient avec des trajets fistuleux, qui, suivant le trajet des lymphatiques, aboutissaient à l'ulcération primitive et n'étaient, vraisemblablement, que des vaisseaux lymphatiques dilatés. On pourrait encore, comme preuve de cette migration, invoquer ce qui se passe quelquefois lorsqu'on excise le prépuce dans les cas de phimosis compliquant un chancre mou. Il n'est pas rare, en effet, malgré toutes les précautions prises dans le but d'éviter l'auto-inoculation, de voir apparaître, sur les bords de l'excision, de nouveaux chancres mous. L'infection de la plaie par le principe virulent du premier chancre ayant pénétré dans les lymphatiques et s'en échappant ensuite au niveau de la solution de continuité, nous semble fournir de ce fait l'explication la plus rationnelle.

Quel est ce principe virulent du chancre mou et comment pénètre-t-il dans les lymphatiques? Les inoculations pratiquées avec le pus sécrété par l'ulcération du chancre simple ont toujours donné des résultats positifs. Il est donc probable que le principe contagieux, ici comme dans la blennorrhagie, adhère aux globules purulents ou même est constitué par ces globules. Des expériences répétées ont convaincu Van Roesbroeck et Rollet de la véracité de cette proposition.

Dans ces dernières années, M. Mauriac entreprit, à l'hôpital du Midi, les mêmes expériences pour

trancher la question. Il recueillait une certaine quantité de pus virulent, soit sur un chancre, soit sur un
bubon virulent et le séparait en deux parties, l'une
séreuse, l'autre solide, par la filtration. M. Mauriac
pratiquait ensuite, avec chacune de ces parties,
l'inoculation en deux points différents, sur le sujet
même qui fournissait le pus. Avec la sérosité il a
toujours obtenu un résultat négatif; il en était
d'ailleurs de même avec les éléments solides. Nous
pensons qu'il serait utile de reprendre ces expériences que M. Mauriac abandonna à cette époque,
à cause de l'extrême rareté du chancre mou. Mais
nous croyons pouvoir admettre, jusqu'à nouvel
ordre et nous fondant sur l'analogie, que le principe virulent du chancre mou siège dans les parties
solides du pus fourni par ces chancres. Quant à la
nature intime de ce principe, elle n'est pas encore
déterminée. Peut-être les recherches microscopi-
ques feront-elles un jour découvrir dans les éléments du pus la présence d'un micro-organisme
spécifique du chancre simple et agent essentiel de
la contagion. Mais jusqu'à aujourd'hui les micro-
organismes que le microscope a fait reconnaître
dans ce pus ne présentent aucune spécificité et
leur culture n'a pas donné de résultats probants.

Le virus chancrelleux, quelle que soit sa nature,
est fixe; il a besoin de pénétrer dans les tissus ou
d'être appliqué à leur surface pour y développer
son action morbigène. Un deuxième caractère de
ce virus consiste dans l'absence de tout pouvoir dif-

fusible. Son principe générateur ne pénètre pas
dans le sang pour infecter l'économie. Mais si le
pus virulent du chancre mou ne pénètre pas dans
les veines, il se déverse dans les lymphatiques et
c'est sa migration à l'intérieur de ces vaisseaux qui
devient la source des complications qui s'observent
sur leur trajet : lymphites et adénites chancreuses,
Cette action à distance n'est pas une preuve de
diffusibilité du virus ; elle se localise elle-même, si
l'on peut ainsi parler, puisque dans aucun cas elle
ne dépasse le premier ganglion situé sur le trajet
du lymphatique, dans lequel a pénétré le principe
virulent.

Pour expliquer l'introduction du virus chancreux
à l'intérieur des vaisseaux lymphatiques, Hunter
admettait une absorption pure et simple du virus
ne différant pas de l'absorption physiologique. Cette
opinion à laquelle s'était rangé Wallace a été com-
battue par Rollet, qui lui a fait les objections sui-
vantes. En premier lieu, dit Rollet, le globule purulent, dans lequel, ainsi que nous l'avons vu, siège
très probablement le principe contagieux, n'est pas
absorbable. Le pus ne se résorbe qu'à la condition
de perdre son globule. En second lieu, l'absorption, si elle existait telle que l'admettait Hunter,
devrait être constante et instantanée. Or ces caractères font absolument défaut dans les cas dont nous
nous occupons. D'un côté il est plus fréquent d'observer des chancres mous sans lymphite qu'avec
cette complication et, d'un autre côté, on a signalé

des cas où la lymphite n'était apparue qu'après un temps fort long. Enfin, l'absorption aurait aussi bien lieu par les veines que par les lymphatiques, et il en résulterait, ainsi qu'il est aisé de le comprendre, une série d'accidents qui, au contraire, n'ont jamais été observés. Toutes ces raisons, sur lesquelles les limites de notre travail ne nous permettent pas de nous étendre davantage, ont fait substituer à la théorie de Hunter celle, admise aujourd'hui, de l'introduction mécanique du principe chancreux dans les lymphatiques par l'orifice béant de ces vaisseaux rongés par l'ulcération primitive.

Comment se fait-il que la pénétration des cellules virulentes n'ait pas lieu dans les veines comme elle a lieu dans les lymphatiques? C'est là un phénomène qu'il est bien difficile d'expliquer. Les orifices veineux ne seraient-ils pas béants comme ceux des lymphatiques, dans le foyer de l'ulcération? Les veinules ne se déchireraient-elles qu'après une phlébite préalable qui obturerait leur calibre jusqu'au delà des limites de l'ulcération chancroïdale? On pourrait peut-être avec plus de raison invoquer une affinité exclusive du principe virulent du chancre mou, qui ne trouverait pas dans le liquide sanguin le milieu nécessaire à son existence et à son développement. On sait que c'est le contraire qui a lieu pour le principe virulent du chancre syphilitique et que le sang d'un syphilitique est un agent contagieux d'une puissance extrême. Nous avouons pour notre part que cette dernière interprétation est celle qui nous satisfait le plus. Quoi qu'il en soit, le fait de la non-pénétration du principe virulent du chancre mou dans les veines est indéniable.

Nous avons vu plus haut quelles seraient les conséquences de cette pénétration, si elle existait, et que ces conséquences n'avaient jamais pu être observées.

Introduit dans les vaisseaux blancs, le principe virulent du chancre mou se comporte de deux manières différentes. Dans la plupart des cas, il est rapidement entraîné par la circulation lymphatique et, grâce à la rapidité de sa marche, ne provoque que peu ou pas de réaction de la part des vaisseaux. Il arrive ainsi d'emblée jusqu'au premier ganglion, où le ralentissement de la circulation lui permet de s'arrêter, et où il évolue rapidement.

Nous savons que la suppuration est le terme fatal de cette évolution, et que l'adénite chancreuse ou bubon est une complication assez fréquente (une fois sur trois, d'après M. le professeur Fournier) du chancre mou. Dans d'autres cas, ce sont d'ailleurs les plus rares, le virus n'arrive pas aussi directement jusqu'au ganglion, une partie ou même la totalité se trouve arrêtée dans sa marche à l'intérieur du vaisseau lymphatique.

Les valvules, qui de distance en distance cloisonnent le vaisseau et diminuent son calibre, doivent

être, selon toute probabilité, le principal agent de
cet arrêt dans la migration du principe virulent,

Que se passe-t-il alors à l'intérieur du vaisseau
lymphatique, et quel est le point de départ de la
suppuration? Le défaut d'observations anatomiques
explique qu'on n'ait pas pu suivre pas à pas le processus. Mais il est probable que, dans la lymphangite chancreuse, la suppuration s'établit comme
dans les autres lymphangites et qu'elle a son point
de départ dans l'intérieur et sur les parois du vaisseau lymphatique. L'inflammation intra-vasculaire
peut, dans certains cas, se propager au tissu périvasculaire qui, lui-même, suppure. Mais l'inflammation périvasculaire étant seulement irritative, la
suppuration reste simple. L'observation V offre, à
cet égard, une particularité remarquable.

L'inoculation pratiquée avec le premier jet de pus
qui s'écoula de l'ouverture de l'abcès lymphangitique fut négative; au contraire, pratiquée avec le
pus du fond de cet abcès, l'inoculation fut positive.
Il est permis de supposer que le pus du premier jet
appartenait exclusivement à la collection purulente
extravasculaire, tandis que le pus du fond de l'abcès
provenait de la suppuration intravasculaire. Cette
explication peut sembler minutieuse; nous la croyons
cependant exacte, mais sans y attacher une trop
grande importance.

La lymphite consécutive au chancre simple diffère essentiellement de la lymphite du chancre sy-

philitique. Il ne sera pas sans intérêt de signaler les plus importants des caractères qui différencient les deux lymphopathies.

Une première différence consiste dans le rapport de fréquence des deux complications (1). « Le retentissement de la néoplasie primitive sur les vaisseaux, et surtout sur les ganglions lymphatiques de la région où elle s'est implantée, est un fait si constant, qu'on peut le considérer comme une loi ou du moins comme une règle générale, qui présente de très rares exceptions. » Il n'en est pas de même des lymphites du chancre mou, qui, ainsi que nous l'avons vu, sont une complication assez rarement observée.

Un caractère différentiel plus important se tire de la marche des deux processus. La lymphopathie, d'origine chancrelleuse, évolue rapidement et se termine en peu de jours par la suppuration. La lymphopathie syphilitique, au contraire, affecte, dans la plupart des cas, une marche essentiellement chronique, dont le terme est la sclérose des vaisseaux atteints. Elle se traduit, comme la première, par un cordon dur et noueux, présentant sur son trajet des renflements de volume variable. Mais ce cordon est indolent ou du moins peu douloureux ; il n'irradie autour de lui aucune inflammation dans le tissu cellulaire qui l'environne. Il convient de

(1) Mauriac. Leçons sur les maladies vénériennes, professées à l'hôpital du Midi, Paris, 1883.

faire observer cependant qu'il n'en est pas toujours ainsi. Dès le début, on peut constater quelquefois un processus demi-inflammatoire, avec rougeur de la peau et infiltration du tissu cellulaire. Mais, le plus ordinairement, cet état ne tarde pas à se dissiper. Au contraire, l'hypertrophie et l'induration du vaisseau lymphatique augmentent et persistent jusqu'à la guérison complète de la néoplasie et même au delà. La résolution est la terminaison la plus commune; elle a lieu au bout de quatre ou cinq semaines, mais elle peut se faire seulement au bout de quatre ou cinq mois.

Dans certains cas, on peut observer à la période d'état, comme nous l'avons vu pour la période de début, une marche plus aiguë. Les renflements situés sur le trajet des lymphatiques s'enflamment, se ramollissent et quelquefois même s'ulcèrent. Mais c'est là un fait exceptionnel et, dans la majorité des cas, la tumeur se résorbe spontanément, et M. Mauriac conseille de résister dans tous les cas à la tentation de les ouvrir, malgré leur fluctuation manifeste. Ces prétendus abcès ne seraient formés, d'après le même auteur, que par de la lymphe accumulée, contenant une grande quantité de cellules endothéliales ou de cellules embryonnaires granulo-graisseuses.

CONCLUSIONS.

1° Les abcès lymphangitiques sont une complication rare, mais possible, du chancre simple ;

2° Il est difficile de déterminer d'une manière précise les conditions étiologiques qui provoquent leur formation ;

3° Au point de vue pathogénique, ils sont le résultat, soit de l'introduction du principe virulent du chancre simple dans les lymphatiques, soit d'une intensité exagérée de la lymphangite, qui succède à l'irritation produite par l'ulcération chancrelleuse ;

4° L'inoculation établit le diagnostic entre les deux formes : positive dans le premier cas, elle est négative dans le second ;

5° La suppuration s'établit selon toutes probabilités à l'intérieur ou dans la paroi des vaisseaux lymphatiques ;

6° L'ulcération qui résulte de l'ouverture spontanée ou chirurgicale des abcès lymphangitiques chancreux se transforme rapidement en ulcération chancreuse ;

7° Le traitement ne diffère pas de celui du chancre simple primitif.

Paris. — A. PARENT, imprimeur de la Faculté de médecine. A. DAVY, successeur,
52, rue Madame et rue Monsieur-le-Prince.

www.ingramcontent.com/pod-product-compliance
Ingram Content Group UK Ltd.
Pitfield, Milton Keynes, MK11 3LW, UK
UKHW021014120726
13693UKWH00005B/1969